I0059193

ÉTIOLOGIE

DE L'HYGROSCOPICITÉ DES CORPS

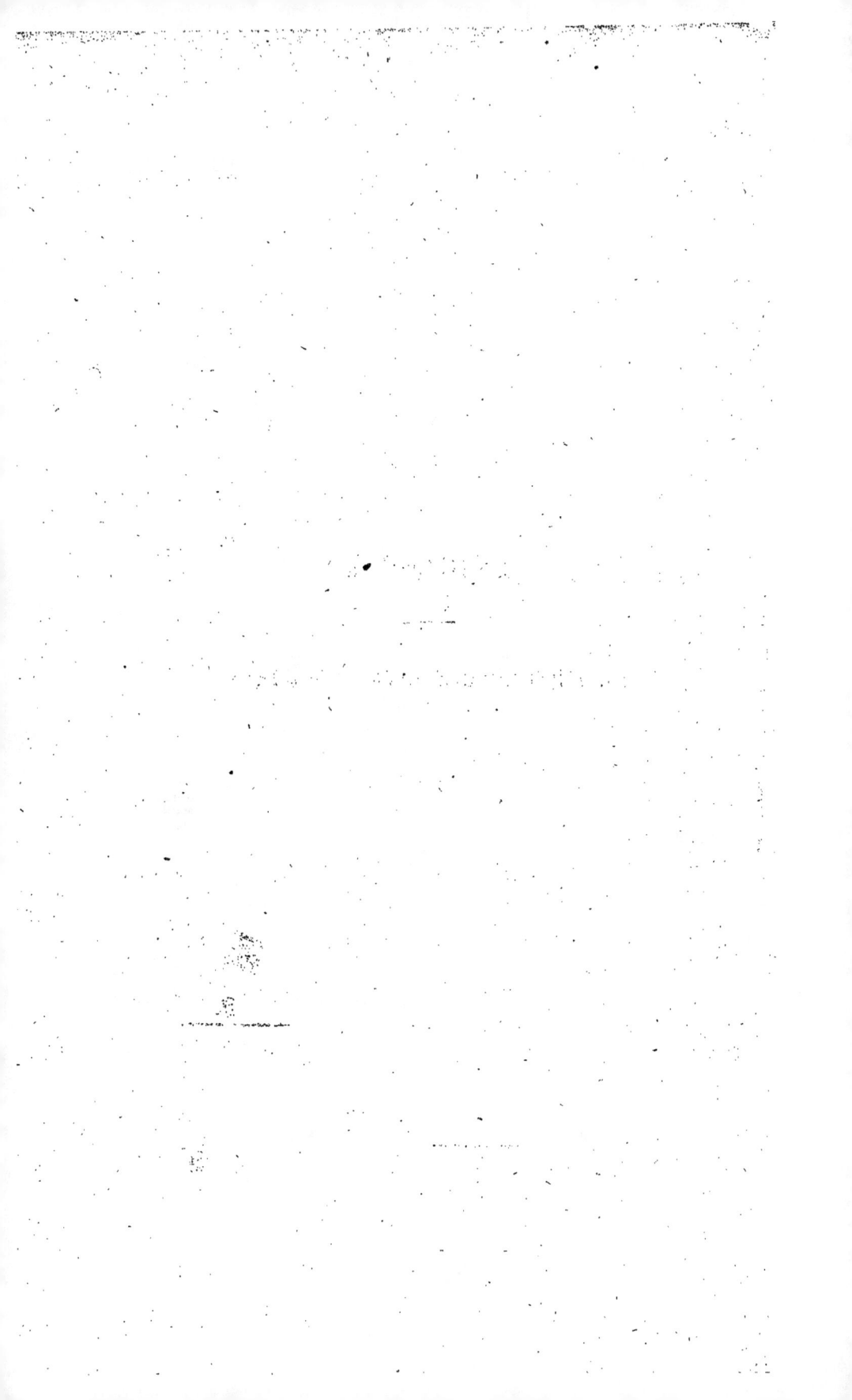

ÉTIOLOGIE

DE L'HYGROSCOPICITÉ DES CORPS

AU POINT DE VUE DES ÉPIDÉMIES EN GÉNÉRAL,
ET DE CELLE DÉSIGNÉE SOUS LE NOM DE CHOLÉRA ASIATIQUE,
EN PARTICULIER.

PAR

LE DOCTEUR CLAUZURE

*Chirurgien des Hôpitaux et des Prisons ;
Membre du Conseil d'hygiène et de salubrité ; Médecin ordinaire
du Chemin de fer d'Orléans ; Médecin, par quartier, du Bureau de bienfaisance
d'Angoulême ; Membre de la Société médicale d'émulation de Paris,
de la Société des sciences médicales et naturelles de Bruxelles,
de la Société médicale de La Rochelle, de la Société de médecine et de chirurgie
pratique de Montpellier, de la Société des sciences naturelles
de la Charente-Inférieure, de l'Académie de l'enseignement, de la Société
d'hydrologie médicale du Midi, de l'Académie nationale,
de la Société botanique de France, de la Société archéologique et historique
de la Charente ; Médecin consultant aux eaux thermales sulfureuses
de Saint-Sauveur, etc., etc.*

La méthode expérimentale ne peut s'exercer avec utilité et profit pour la science qu'autant que ses expériences sont faites exclusivement sur chacun des objets en particulier dont elle veut connaître les qualités spéciales et les caractères distinctifs. De la réunion de toutes ces conditions dépendent la sûreté d'exactitude et la précision desdites expériences, et, par conséquent, la justesse et la vérité de leurs applications. Si l'une d'elles est omise, l'expérimentation est en défaut.

L.-CH. ROCHE,
*Membre de l'Académie impériale
de médecine.*

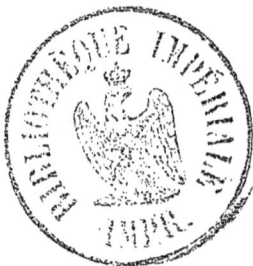

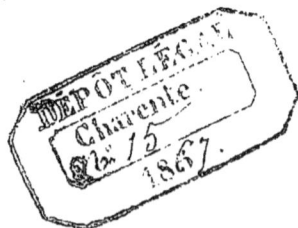

ANGOULÊME

IMPRIMERIE CHARENTAISE DE A. NADAUD ET Cⁱᵉ
Rempart Desaix, 26

1867

A MONSIEUR LE DOCTEUR PERRIN

Membre de la Société médicale
du septième arrondissement; Président de la Société des médecins
des bureaux de bienfaisance de Paris; Membre du troisième dispensaire
de la Société philanthropique; Membre titulaire
de la Commission d'hygiène et de salubrité du septième arrondissement;
Secrétaire général de la Société médico-pratique de Paris;
Membre de la Société médicale d'émulation;
Membre correspondant de la Société de médecine
de la Sarthe.

Hommage infime, rendu à l'honorabilité la plus pure, au dévouement le plus absolu, au mérite le plus modeste et le plus vrai.

Dr CLAUZURE.

DE L'HYGROSCOPICITÉ

DES CORPS

Qu'entend-on par le mot hygroscopicité ?

Selon le dictionnaire de Bécherelle aîné (t. ii, p. 178). « c'est la faculté que possèdent un grand nombre de corps inorganiques, et tous les corps organisés, vivants ou morts, d'absorber ou d'exhaler de l'humidité, selon les circonstances, de manière à se trouver sous ce rapport. avec le milieu ambiant, dans un état d'équilibre, dont la proportion est donnée par la nature même de leur tissu. »

Cette faculté de la matière devait, il me semble,

jouer un rôle important dans les études des maladies épidémiques, dans l'appréciation des moyens prophylactiques employés pour les combattre, enfin indiquée dans les travaux qui ont été publiés sur cet obscur sujet.

On s'en est médiocrement occupé, et je dirai mieux, les précautions que l'on a prises et que l'on prend encore aujourd'hui, au nom de l'hygiène et de la salubrité publiques, paraissent tendre, au contraire, vers un but diamétralement opposé, c'est-à-dire établies en vue de propager la contagion et l'infection, au lieu de les repousser ou de les détruire.

Nous allons expliquer les motifs de cette grave accusation. Ouvrons la porte aux renseignements auxiliaires, les faits viendront après.

Il a été dit que les miasmes épidémiques, connus ou inconnus dans leur essence, avaient ou devaient avoir : 1° pour cause première, pour origine, un foyer de matières organiques en état de décomposition putride ; 2° qu'ils devaient être le plus souvent en suspension dans un liquide quelconque ou dans les vapeurs de liquide ; 3° qu'ils devaient voyager et qu'ils voyageaient au centre de ces vapeurs humides, poussées par les courants atmosphériques.

Que sont ces courants atmosphériques ?

M. *Alfred Maury*, dans son ouvrage intitulé : *De la terre et l'homme*, nous en fournit sommairement mais clairement l'explication.

Les vents, dit-il, sont certainement les agents modificateurs les plus puissants de l'atmosphère ; ils sont dus à des différences de densité de l'air ; car, si l'atmosphère offrait partout la même densité, l'équilibre de l'atmosphère serait parfait. Ainsi, dès que, par une cause quelconque, cet équilibre vient à être rompu, il s'ensuit un mouvement, que l'on appelle *vent*.

Les vents peuvent prendre trente-deux directions, qui constituent la rose des vents.

La vitesse des vents varie depuis 30 mètres par minute, ce qui est le vent le plus faible, jusqu'à 2,700 mètres, qu'atteint quelquefois l'ouragan ; celle du vent ordinaire est de 100 mètres par minute, ou de 6 kilomètres par heure.

L'échauffement inégal des couches de l'air donne naissance à deux courants : l'un dans les couches supérieures, allant de la région chaude à la région froide, et l'autre à la surface du sol, présentant une direction contraire. Cette cause générale vient se combiner à des causes particulières, telles que les obstacles qu'opposent les montagnes à l'action des vents, le resserrement des grands courants d'air à travers des vallées étroites.

Les alternatives de jour et de nuit, produisant aussi des alternatives de température, donnent naturellement naissance à des vents d'une direction différente. Sur les bords de la mer ou sur les côtes, l'échauffement inégal de la terre et de la mer produit des brises alternatives, tantôt un vent de terre, tantôt une brise de mer. A certaines heures déterminées, le vent souffle de la mer ; à d'autres, il vient de la terre. Dans les climats tempérés de l'Europe, le phénomène se passe ainsi : vers neuf heures du matin, la température étant à peu près la même sur la terre et sur la mer, l'air est en état d'équilibre. A mesure que le soleil s'élève au-dessus de l'horizon, le sol s'échauffe plus que l'eau, et il en résulte un vent de terre dans les régions supérieures, que l'on reconnaît à la direction des nuages, et une brise marine soufflant vers le rivage. Cette brise atteint la plus grande intensité quand la chaleur diurne est arrivée à son maximum; vers le soir, la terre se refroidissant plus vite que la mer, l'air qui est en contact avec le sol devient plus dense, et après être revenu à la température de la mer, ce qui donne un second instant de calme, les couches inférieures se refroidissent bien davantage, et alors le vent souffle de la terre.

Il est impossible de présenter, même en résumé, un tableau des vents qui règnent dans les régions tempérées, tant sur les continents que sur les mers. Les terres, par leur situation, par leurs montagnes ou leur peu d'élévation, par la quantité de chaleur qu'elles sont susceptibles de réverbérer, exercent un effet puissant sur les dilatations et condensations locales de l'atmosphère. Chaque contrée a son régime atmosphérique particulier, et, suivant sa position, tel ou tel vent prédomine à telle ou telle époque de l'année; souvent même, dans des lieux fort rapprochés, on voit régner à la même époque des vents tout à fait opposés. La situation des terres élevées interrompt la direction des vents, les détourne ou rompt leurs efforts, en sorte qu'il n'est aucune contrée du monde qui n'ait son vent particulier.

Quoique les régions tempérées soient celles des vents variables par excellence, l'observation a constaté quelques phénomènes anémométriques généraux. Lorsqu'on compare les chiffres indiquant le nombre de fois que chaque espèce de vent souffle d'un point de l'horizon durant l'année, on reconnaît que dans l'hémisphère septentrional deux directions tendent à prévaloir sur les autres; ce sont les directions ouest, sud-ouest et sud-est. Tout le monde sait que dans le nord de la mer Atlantique les vents de l'ouest prévalent tellement, que, en moyenne, la traversée des paquebots d'Amérique en Europe n'est que de vingt à vingt-deux jours, tandis que pour aller d'Europe en Amérique cette traversée est de trente-cinq à quarante jours.

La circulation verticale de l'air, qui n'est que le résultat des multiples obstacles qu'il rencontre dans sa marche (montagnes, plaines, déserts, collines, arbres, maisons), amène l'air pur des hautes régions à la surface de la terre, pour y entretenir la vie des êtres organisés, pendant que les émanations méphitiques et les vapeurs des marécages sont transportées au loin, vers les ateliers de purification de la nature. Moins évidente que la circulation horizontale produite par les vents, la circulation verticale a cependant aussi une grande importance ; c'est à elle surtout que nous devons la salubrité de l'air.

Comme la valeur précise des mots contribue puissamment à se faire bien comprendre, nous croyons utile d'expliquer encore ce que nous entendons par *évaporation*.

On appelle *évaporation*, la réduction d'un liquide en vapeurs par sa combinaison avec le calorique.

L'évaporation s'opère en vertu de la force expansive de l'eau, qui tend à se combiner avec le calorique.

L'évaporation serait proportionnelle aux températures si l'air était parfaitement sec.

L'évaporation est modifiée par la quantité de vapeur déjà contenue dans l'air.

Sa dissolution dans l'air est un effet qui suit l'évaporation, mais qui n'en est pas la cause.

On appelle *évaporation spontanée*, la réduction de

l'eau en vapeur et à l'état libre, c'est-à-dire sans addition artificielle de calorique.

La glace divise et broie les corps, l'eau liquide sert à les transporter ; la vapeur distribue la chaleur et l'humidité sur la surface de notre planète. La France, dont la surface est évaluée à 527.690 kilomètres carrés (avant les annexions), reçoit chaque année 80 à 90 centimètres de pluie en moyenne. Or, pour une pluie qui verserait 3 centimètres d'eau sur le pays entier, la quantité de calorique rendue libre surpasserait celle qui serait dégagée par la combustion de trois cent millions de tonnes de la meilleure houille, c'est-à-dire de plus de quatre fois le produit annuel de toutes les mines du globe.

Un pied cube d'eau réduit en vapeur, et si cette vapeur prend la température de l'air ambiant, rend latent, c'est-à-dire emmagasine, cache en elle assez de calorique pour chauffer un pied cube d'air à plus de 3000°. En se condensant, cette vapeur rend de nouveau le calorique libre, et peut être mesurée par le thermomètre.

La masse d'air qui environne un fluide en évaporation est promptement chargée d'une vapeur dont la tension égale celle de l'eau, en sorte que l'évaporation s'arrêterait si cet air n'était renouvelé et n'emportait avec lui cette vapeur ; d'où il suit que le renouvellement de l'air est une des conditions qui accélèrent l'évaporation, non par son action dissolvante, comme on le croyait autrefois, mais parce qu'il enlève avec lui la vapeur, dont la réaction balancerait bientôt la force expansive du liquide.

Dans mille parties d'air, il y a d'ordinaire quatre parties et demie de vapeurs aqueuses, et demi-partie d'acide carbonique.

La physique a démontré que le vent passant sur une surface liquide se charge de vapeurs qui sont plus légères que l'air. Quelquefois ces vapeurs se condensent en pluie, en neige ou en grêle, avec un dégagement considérable de chaleur latente. Cette chaleur raréfie l'air et lui imprime un mouvement ascendant, qui produit immédiatement la baisse du thermomètre.

Les vapeurs d'eau contenues dans l'atmosphère ne transportent pas seulement la chaleur et l'humidité des mers vers les continents, empruntant aux climats abondamment pourvus ce qui manque aux climats moins favorisés; mais elles se répandent encore dans le ciel, pour servir de manteau à la terre pendant l'hiver et d'écran pendant l'été.

Sans les vapeurs d'eau contenues dans l'atmosphère, nous brûlerions pendant le jour et nous gèlerions pendant la nuit.

Le parfum des fleurs, d'après les belles expériences du professeur *Tyndall*, arrête la chaleur rayonnante qui se dégage la nuit des plantes d'où elles émanent et de la terre qui les nourrit. L'odeur des salles de dissection et des viandes corrompues produit-elle le même effet sur les matières qui l'engendrent ? Je n'ai pas de solution, mais cela doit être.

La chaleur latente des vapeurs d'eau contenues dans l'atmosphère a une grande influence sur les vents et les climats. C'est à elle que nous devons la douceur de nos hivers. Ces vapeurs, condensées en pluie, dégagent assez de chaleur pour modifier le climat et permettre la conservation d'excellents fourrages jusqu'à la saison la plus rigoureuse.

La quantité de calorique dégagée par la conversion de

quatre litres et demi de vapeurs en pluie suffirait pour élever vingt-sept litres d'eau de 0° à 100°. Cette même quantité de calorique donnerait une chaleur modérée à un volume d'air mille fois plus grand.

Les montagnes, en condensant les vapeurs contenues dans l'atmosphère, provoquent la formation des nuages; elles aident à en tirer la pluie, pour rendre aux rivières ce que les rivières ont transporté à la mer; elles modifient aussi les climats.

En général, et à partir du niveau de la mer, à mesure que l'on gravit une montagne, la température de l'atmosphère décroît de 1° centigrade par 170 mètres.

Les vents en pénétrant dans l'intérieur des continents perdent progressivement les vapeurs d'eau qu'ils transportaient; ils deviennent de plus en plus secs, laissant tomber les pluies à mesure qu'ils s'avancent.

L'influence de l'air corrompu sur le développement des maladies épidémiques remonte à la plus haute antiquité. Depuis les anciens, *Hippocrate* et *Celse*, jusqu'à *Fernel*, la science de l'étiologie des épidémies n'avait fait que de très lents progrès. Fernel et après lui *Lancisi* attribuèrent les épidémies si nombreuses qui décimaient les campagnes de Rome à la viciation de l'atmosphère. Plus tard, *Devèze*, *Arbuthnot* et *Nacquart* contribuèrent puissamment, et peut-être avec trop d'exagération, à répandre cette opinion.

« Parmi les nombreuses questions qui se rattachent à l'histoire chimique de l'atmosphère, dit *Boussingault* (*Ann. de phys. et de chim.*, 1834), il en est peu qui soient plus dignes d'intérêt que celle qui a pour objet la recherche de la cause qui produit l'insalubrité de l'air. Le principe délétère qui occasionne le plus souvent cette

insalubrité est tellement fugace, il se trouve répandu
en quantité si faible dans l'air que nous respirons, qu'il
échappe à tous nos moyens eudiométriques, et telle est
cependant son énergie, que nous sommes toujours
avertis de sa présence par les ravages qu'il fait autour
de nous. »

Au point de vue de la composition chimique de l'atmosphère, la science est restée muette ou à peu près.
Jusqu'à présent, on n'a trouvé aucune différence dans
les éléments constitutifs de l'air recueilli dans des lieux
malsains et celui des contrées les plus saines ; dans celui
pris à la surface de la terre et celui étudié dans les plus
hautes régions ; l'air analysé pendant une constitution
médicale bénigne et les épidémies meurtrières ; l'air des
pays où règnent les fièvres intermittentes des marais et
celui des climats où sévit la fièvre jaune ; l'air des régions polaires et celui des régions équatoriales, etc.
Preuve certaine, dit *Delmas* (*Répertoire général*), ou de
l'insuffisance de la chimie pour apprécier les qualités
délétères de l'air, ou du peu de réalité de ces qualités
elles-mêmes.

Cependant M. *Leblanc*, employant toujours la méthode d'analyse de MM. *Dumas* et *Boussingault*, a reconnu que la proportion d'acide carbonique dans les
lieux habités et fermés croît avec le degré d'insalubrité
et peut en fournir, pour ainsi dire, la mesure ; que
dans les divers lieux confinés, tels que serres, écuries,
salles de spectacle, amphithéâtres des facultés, salles
d'hôpital, elle s'y trouve de 1 à 10 millièmes, et que si
elle atteint ce dernier chiffre elle donne une sensation de
malaise prolongée. (*Ann. de phys. et de chim.*, t. v,
3e série.)

L'air qui a passé dans nos poumons est donc impropre à la respiration, et il en résulte que si aucune disposition n'avait été prise dans l'économie physique du globe pour enlever à l'air les éléments impurs qui s'y trouvent ainsi introduits, l'atmosphère tout entière serait depuis longtemps corrompue et rendrait la surface de la terre inhabitable ; mais la végétation produit une compensation qui neutralise cette tendance.

Si la chimie n'a pu trouver de différence entre l'air pur et l'air confiné, la science a cru pouvoir conclure que les propriétés délétères devaient être attribuées à des miasmes trop subtils pour être fixés et analysés. Si elle n'a pas affirmé, elle a du moins éclairci plus d'un doute sur la source, l'origine des exhalaisons délétères, les conditions de leur développement, l'état auquel elles se trouvent dans l'atmosphère et les moyens d'en constater la présence.

Ces impuretés, qu'elles proviennent du règne végétal ou du règne animal, diffèrent de l'air par leur pesanteur spécifique. Il faut donc que la nature ait pris soin, non-seulement de les bien mélanger à l'atmosphère, mais encore d'en faire opérer le transport des lieux où elles se produisent vers ceux où elles doivent être utilisées. Ainsi, pendant que les animaux et la combustion corrompent l'air dans une portion du globe, — comme en Europe, pendant l'hiver, quand la végétation est endormie et que les foyers sont dans leur plus grande activité, — dans une autre région, les plantes et les arbres en plein développement sont, au contraire, des agents de purification, ce qui arrive en été dans l'hémisphère sud, et pendant toute l'année entre les tropiques, où la végétation n'est jamais interrompue. La nécessité d'un système régulier de circulation aérienne est ainsi démontrée.

De la surface des lacs, des marais, des étangs qui se dessèchent, de tous les corps inorganiques et surtout organiques en état de décomposition, des matières animales ou végétales livrées ensemble ou isolément à la putréfaction, du corps de l'homme ou des animaux malades émanent des substances délétères, des particules infectantes, auxquelles on a attribué la viciation de l'air et l'action la plus funeste sur l'homme.

Pour que la putréfaction ait lieu et produise des émanations putrides, il faut des corps organisés morts, de la chaleur, de l'eau et de l'air. Parmi les matières organiques, les animales se putréfient plus facilement que les végétales, non pas seulement parce qu'elles renferment de l'azote (il n'y a pas un seul organe de plante qui n'en renferme aussi), mais parce qu'elles ont une composition plus complexe. Or, toutes ces conditions se trouvent dans les lieux où sévissent certaines épidémies, telles que les fièvres graves, et elles s'y trouvent dans les conditions les plus favorables. Indépendamment des causes climatériques qui produisent les maladies, dit M. Boussingault (*Ann. de phys. et de chim.*, t. LVII), il est une autre cause plus générale et plus énergique, qui se développe toujours dans les mêmes circonstances, là où la matière organisée morte est exposée à l'action de la chaleur et de l'humidité ; elle est propre à tous les pays chauds ou marécageux, ou à ceux qui sont entourés de forêts étendues, surtout à l'époque de grands défrichements, comme l'Amérique du Nord en a offert de nombreux exemples. Son action se manifeste d'une manière terrible là où il se fait un mélange d'eaux douces et d'eaux salées, à l'embouchure des grands

2

fleuves (deltas) ou sur le littoral des golfes qui reçoivent de nombreux torrents.

Georgini, après avoir constaté cette singularité, a voulu en rechercher la cause ; il l'attribue à la mort d'un grand nombre d'infusoires, arrivée par le fait du mélange d'éléments qui ne sont pas tous les deux propres à leur existence. Plus tard on l'a placée dans le développement du gaz hydrogène sulfuré. *Daniel* (*Philosophical Magazini*, 3e série) s'est assuré de la présence de ce gaz dans les analyses qu'il a faites de l'eau prise aux embouchures de plusieurs rivières de la côte occidentale d'Afrique, afin d'y découvrir la cause de la destruction du doublage en cuivre des navires employés dans ces stations. Quant à la formation de ce gaz, il l'attribue à la décomposition des sulfates dissous dans l'eau de la mer par les matières végétales. Ce gaz est soluble dans l'eau ; il peut donc être entraîné dans l'atmosphère par la vapeur, et de là l'odeur nauséabonde, de là une action délétère funeste aux habitants de toutes ces contrées ; car on sait que 1/1500 d'hydrogène sulfuré mêlé à l'atmosphère suffit pour empoisonner de petits animaux. Daniel croit pouvoir attribuer à cette même cause les fièvres de l'Inde, les fièvres périodiques qui affligent New-York et Charlestown, l'insalubrité de plusieurs points de la côte du Pérou et des côtes de la Grande-Bretagne.

Malheureusement, tous les renseignements fournis par la chimie n'ont pu encore le prouver d'une manière constante, non-seulement comme causes, mais aussi comme effets.

On s'est tenu dans une prudente circonspection, et l'on cherche encore la solution du problème.

La question des éléments gazeux contenus dans l'atmosphère étant ajournée, on s'est rejeté sur l'étude des êtres organisés vivants ou morts, et qui, puisés dans les marais ou les deltas empestés, pouvaient être une cause importante de la corruption de l'air.

En 1829, M. Boussingault remarqua que de l'acide sulfurique noircissait placé près d'une mare où rouissait du chanvre, tandis que loin de là il conservait sa transparence. Il observa le même phénomène dans diverses contrées de l'Amérique où régnaient les fièvres. Pour s'assurer mieux de la présence du miasme et démontrer que la coloration de l'acide n'était pas due à la chute de petits insectes, ce chimiste plaça sur une table, dans un pré, après le coucher du soleil, deux verres de montre, l'un contenant de l'eau chaude, l'autre, au contraire, froide. C'est sur celui-ci seulement que se déposa la rosée, et c'est seulement aussi ce dernier qui fut noirci par l'acide sulfurique.

Nous lisons encore dans *Ozanam* (*Hist. méd. des mal. épidém.*, 1835, t. II) : « Des expériences instituées en janvier 1831, en Russie et en Pologne, par MM. *Jœnhichan* et *Hermann*, il résulte que *les émanations miasmatiques ou effluviennes du choléra ont une affinité particulière pour les vapeurs aqueuses* répandues dans l'atmosphère, et qu'elles jouissent du même degré de volatilité que celles-ci. Ces auteurs ont obtenu ces vapeurs condensées dans les salles de cholériques, au moyen de globes remplis de glace, et ils y ont recueilli une substance membraniforme-animale qui avait l'odeur de chair putréfiée.

C'est du delta du Gange qu'est sortie, dit-on, la première cellule génératrice du choléra, fléau qui depuis

1832 ravage d'une manière si tenace, si cruelle et si insidieuse, la France et l'Europe entière.

Ce delta, où viennent se réunir les eaux qui s'écoulent du versant septentrional de la chaîne des Ghauts et du versant méridional de l'Himalaya, a été formé et continue à s'étendre par l'apport annuel de cinq cent mille pieds cubes de matières solides ; masse équivalente à soixante pyramides égales à la grande pyramide d'Égypte, et pouvant former la charge de deux mille vaisseaux de 1,400 tonneaux.

Notre Rhône français charrie également, par année, vingt et un millions de mètres cubes de limon.

Comme nous l'avons déjà dit, les marais, les étangs et les deltas ne sont pas les seuls foyers où peuvent s'engendrer les miasmes épidémiques ; l'on sait qu'ils se dégagent partout où des matières organiques isolées, exposées à l'air ou à peu de profondeur sous le sol, sont soumises, mortes, à l'action de la chaleur et de l'humidité. Mais les marais, les étangs, et les deltas surtout, l'emportent et l'emporteront toujours sur ces éléments secondaires, et par leur étendue, et par les matières qui les composent, et par leur situation géographique, et par la persistance régulière de leur travail.

La question de l'essence, c'est-à-dire de la nature intime des miasmes, est et sera sans doute, par l'imperfectibilité de nos organes et de nos instruments d'observation, longtemps placée au rang des hypothèses... Sont-ce des atomes purs, résultant de la simple et normale désagrégation des corps soumis à la décomposition putride ? Sont-ce des gaz, des sels en dissolution ? Sont-ce des graines végétales ou des végétaux complets, comme a cherché à le démontrer M. le professeur *Salisbury* pour les miasmes paludéens (1)? Sont-ce des œufs d'animaux ou des animaux tout faits (2)? Hélas! on a bien des données presque certaines, on soupçonne bien la vérité, on la sent presque sous la main, mais on tremble, on redoute d'affirmer, et on a raison. Cependant, à bien examiner, l'esprit qui cherche et qui veut une solution quand même, bonne ou mauvaise, se fait un raisonnement, médiocre sans doute, mais qui, s'il n'est vrai, paraît au moins vraisemblable. Il admet, il suppose qu'un foyer générateur étant donné, il puisse s'en échapper, à un certain moment, soit par l'évaporation, soit par tout autre moyen, des

---

(1) Après de nombreuses et sérieuses observations, M. le professeur Salisbury croit avoir fait la découverte de l'agent producteur des fièvres intermittentes. A l'aide du microscope, il a constaté la présence constante des sporules d'une plante cryptogame suspendue dans l'atmosphère des régions palustres, où les fièvres intermittentes et rémittentes sont endémiques. Voici comment : il suspendait pendant la nuit des plats de verre à une hauteur d'un pied environ des eaux marécageuses et stagnantes. Le matin, le dessous du vase était invariablement recouvert de gouttes d'eau contenant les mêmes corps microscopiques constatés ensuite dans l'expectoration des malades, tandis que le dessus ne contenait que des cellules spéciales, qu'il considère comme causes de l'intermittence. C'est une petite cellule oblongue, type algoïde, ressemblant beaucoup aux cellules palmellées, ayant un nucleus distinct, entouré d'une paroi cellulaire, avec un large espace entre l'enveloppe et le noyau.

Il a décrit cinq espèces de plantes pouvant produire les fièvres intermittentes et rémittentes, sous le nom générique de gémiasma. A un autre type il donne le nom de protubérans.

Comme moyen destructeur de ces végétaux, il conseille l'arrosage des étangs infectés, avec une solution de chaux caustique.

(2) M. *Lemaire*, 1861, prétend et affirme avoir trouvé dans les évaporations des matières en putréfaction avancée des spores des microphytes et des microzoaires.

milliers d'individus, graines, plantes ou animalcules infiniment petits. Ce phénomène, qui n'est pas rare, surtout pendant les grandes chaleurs de l'été, et qui se produit alors sous nos yeux, dans les moindres flaques d'eau, n'a rien d'anormal, et pourrait expliquer par à-peu-près ce que nous qualifions des noms et de contagion et d'infection, voire même d'état sporadique.

En effet, admettez que ce soit réellement en 1832, et par l'intermédiaire de courants atmosphériques particuliers, que les premières graines, les premières plantes, les premiers animalcules, causes possibles de l'épidémie cholérique, puisées dans le delta du Gange par l'action des rayons solaires, et après avoir fait une station à Java, où elle emporta 400,000 habitants, aient été apportés au milieu de nous (1). Ces plantes ou ces

---

(1) Nos lecteurs savent sans doute que c'est en 1823 que le choléra a fait, pour la première fois, son apparition en Europe. Franchissant les limites qu'il semblait s'être imposées dans l'Inde, il tomba à *Java,* où il tua 400,000 habitants; pénétra en Europe et en France en 1832 : 18,000 habitants de Paris succombèrent à ses atteintes.

Une deuxième épidémie, également partie de l'Inde, pénétra en Europe en 1849 ; elle fit à Paris 19,000 victimes.

La troisième épidémie, celle de 1853, fut moins meurtrière pour Paris; 9,000 personnes seulement succombèrent.

La quatrième épidémie, celle de 1865-1866, a été, dit-on, importée en Égypte par des pèlerins, et d'Égypte en France par des voyageurs. Elle a fait périr à Paris seulement environ 12,000 personnes.

Cette dernière épidémie a eu ceci de caractéristique, que la gravité des cas a persisté jusqu'au dernier jour, malgré la diminution de leur nombre. Le mois d'octobre dernier a donné 77 décès sur 133 cas. La mortalité des individus atteints de choléra a été, en moyenne, à Paris, de 47 pour 100 pendant toute l'année.

En quatre fois, 58,000 victimes! seulement à Paris.

microzoaires, ou ce que vous voudrez, qui nous étaient complétement inconnus avant cette date funeste, ont dû trouver dans nos régions, dans notre air, notre sol, nos habitations, notre économie, non-seulement un climat favorable, mais des conditions secondaires de vitalité exubérante et pour y vivre et s'y multiplier sur d'immenses proportions ; ce n'est pas douteux.

Si ces êtres sont vivants et qu'ils se multiplient, cette multiplication ne peut être continue, et, comme tout ce qui vit et se reproduit, doit avoir un temps d'arrêt, entre deux pontes ou entre deux productions. Quelque court qu'il puisse être, ce temps d'arrêt doit exister : c'est une loi commune, un fait brutal, la métamorphose.

Si ce sont de vrais individus, ayant une existence propre et des moyens d'action variables comme intensité, n'est-il pas possible de supposer que ces moyens soient influencés par la saison, par les précautions, par l'hygiène, par mille autres causes ? Ne peuvent-ils pas avoir encore, à certaine époque de leur développement, plus d'activité, de puissance, d'irritabilité ? Tout cela est possible, sinon réel !

Nous savons que ces infiniment petits, mais ces infiniment puissants, voyagent dans l'atmosphère, le plus souvent, sinon toujours, au moyen des vapeurs aqueuses ; qu'ils voyagent pendant les jours de soleil, mais jamais la nuit ou les jours sombres. Nous savons encore que lorsque les vapeurs empestées se déposent, elles doivent trouver pour point d'appui ou des corps durs et non perméables, ou des corps mous et poreux. Quand elles trouvent ces derniers, comme dans un sol fertile, elles y pénètrent et y déposent les éléments étrangers qui les surchargeaient. Le temps d'installa-

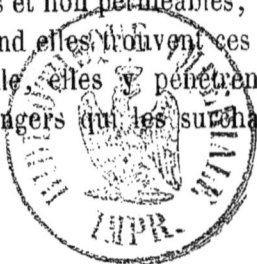

tion, d'incubation est indéterminé ; mille causes encore peuvent le hâter ou le ralentir. Les corps durs et polis reçoivent aussi, mais ne gardent rien.

Cette idée rend assez logiquement compte des temps d'arrêt signalés entre les grandes épidémies. Il n'est guère probable que lorsque le choléra reparut en France en 1849, en 1853, enfin en 1865 et 1866, ce soit encore le delta du Gange qui lui ait envoyé de nouveaux ferments. On est plus disposé à croire que l'élément qui l'a reproduit était, pendant les temps de calme, dans un état inconnu, mais impuissant, état latent, état inerte, état de transformations, état de sommeil ; mais il était là, ou d'importation voisine.

Si c'est un végétal ou un animal, s'ils se multiplient, quoi d'extraordinaire qu'ils se transmettent par le contact médiat ou immédiat ; le contraire le serait bien davantage. Sans parler de certaines maladies de peau, où de savants dermatologistes ont reconnu la présence de mucédinées microscopiques et transmissibles, ne voyons-nous pas, en plus gros, la gale, cette affection souvent si grave dans ses désordres consécutifs, et si bizarre dans toutes ses phases comme dans toutes ses formes? Dix individus, valides et la peau sèche, vont donner la main à un galeux sans être infectés ; un onzième, à peau humide, ne lui touchera que le bout du doigt, et après quelques jours il est envahi par l'acarus des pieds à la tête.

On a voulu comparer les émanations odorantes qui se dégagent de certains égouts, de certains lieux, des viandes en putréfaction, avec les miasmes cholériques ; la comparaison est absurde. Chacun de ces miasmes a ses vertus particulières : les uns sentent beaucoup, tandis que les autres sont complétement inodores ; les premiers se dissipent à tout jamais sous l'influence de la ventilation, les seconds restent ; les premiers sont inanimés, les seconds vivent. Qu'on nous prouve le contraire.

Notre spirituel, mais tranchant collègue, le Dᣴ *Cherreau*, qui, dans l'*Union médicale* (4 décembre 1866), donne comme une délicate plaisanterie, comme mot de la fin, la communication faite à l'Académie des sciences par Mᵐᵉ *de Castelneau* (dont le mari, consul général à Singapore, est bien connu des naturalistes et des voyageurs), communication ayant pour objet la découverte du petit animal qui, selon cette dame, serait la cause du choléra, et qu'elle désigne sous le nom de *sangsue ailée*. A-t-il bien réfléchi à ce qu'il s'est amusé à raconter dans son feuilleton ? A-t-il une seule fois examiné au microscope solaire ou au microscope à gaz, je ne dirai pas une goutte de vinaigre, une goutte d'eau vaseuse, mais une goutte des liquides rendus par un cholérique à la haute période de la maladie ?

Et pour prouver que la découverte de Mᵐᵉ de Castelneau n'a même pas la valeur d'une obligation mexicaine, il ajoute : « Je ne sache pas que depuis un an que cette magnifique chose a été dévoilée au monde, personne ait vu la sangsue ailée. »

Ah ! cher confrère, il y a tant de choses que M. Personne n'a jamais vu, et qui cependant existent.

A-t-on même cherché à voir la sangsue de Mᵐᵉ Castelneau ? On aime bien mieux composer des formules et faire de la pratique, que perdre son temps à chercher une vérité.... Cherchez !

Dans le même feuilleton, et à propos du même sujet,

le même confrère tape joliment dru sur la tête d'un vieux praticien que je ne connais pas, mais qui me paraît être au moins aussi sérieux que le Dr Cherreau.

Ce praticien a le malheur d'être de la province, et par conséquent de n'avoir sous les pariétaux que de la bouillie de blé d'Espagne à la place de cervelle parisienne. Le Dr *Soviche*, c'est ainsi qu'on le nomme, est un ancien chirurgien des hôpitaux, un vieil observateur; enfin, il est président de l'Association de prévoyance et de secours mutuels du département de la Loire.

Le ramollissement intellectuel du Dr Soviche date, à ce qu'il paraît, de l'année 1832. A cette époque, le chirurgien en chef des hôpitaux civils et militaires de Saint-Étienne crut, prouva et publia que les germes du choléra ne pouvaient être que dans l'air; que c'étaient des molécules inappréciables, insaisissables par les moyens ordinaires de la physique et de la chimie; que c'était une colonne d'atomes morbides qui faisaient le tour du monde, et qui se déposaient sur les individus qui s'isolaient, comme sur ceux qui s'approchaient des malades. Depuis, et toujours d'après M. Cherreau, le Dr Soviche est devenu plus affirmatif : les animalcules ou atomes animalisés qui produisent suivant lui le choléra, il ne les a pas vus, et il a été en cela moins fortuné que Mme de Castelneau, mais il ne les suit pas moins dans les combats acharnés qu'ils livrent à la pauvre humanité. Il les voit « marchant tantôt avec lenteur, tantôt avec vitesse, s'abattant sur le sol pour y mourir ou pour y déposer leurs germes, se jetant sur le corps humain pour y vivre et s'y multiplier à l'aise, déposant leurs larves innombrables dans les corps des cholérisés, éclosant dans un milieu qui leur plaît. Tels sont beaucoup d'insectes, qui cherchent telle ou telle fleur, telle ou telle feuille pour nourriture. »

Certes, je ne me permettrai pas d'affirmer que le Dr Soviche soit complétement dans le vrai; je ne dirai pas davantage qu'il soit dans l'absurde. En fait de mystères scientifiques, l'absurde est quelquefois très près de la vérité. Mais je répéterai très consciencieusement, ce que le confrère Cherreau écrit en souriant : que les travaux du Dr Soviche sur le choléra, s'ils ne sont pas *palpitants*, sont au moins très curieux, très intéressants, très vraisemblables.

Les végétaux microscopiques ou les animalcules qui engendrent le choléra doivent nécessairement être partout où il y a des cholériques et dans toutes les déjections qu'ils rendent. Ce fait est indiscutable et généralement admis. Quant à croire que ces infiniment petits s'échappent de leur corps, sous forme de vapeur, pour empoisonner ceux qui les approchent, nous ne le croyons point. L'expérience a prouvé l'innocuité de ces rapports ; il faut un contact plus médiat et des conditions d'état physiologique particulières pour contracter la maladie.

Il y a peu d'êtres qui vivent exclusivement dans l'air et d'air. Le passage quelquefois trop brusque d'une température à une autre, etc., suffirait pour s'opposer à ce régime. Les oiseaux, les insectes et les infiniment petits, que le vent ou la moindre brise soulèvent et mettent en mouvement, sont tous, à un moment donné, obligés de venir se déposer et se reposer à la surface de la terre.

Toute graine, toute plante, comme tout animal, quelque ténus et délicats qu'ils soient, protégés et dirigés par une force inconnue, cherchent et trouvent dans

leurs pérégrinations souvent aventureuses, non-seulement les choses essentielles à leur existence et à leur
développement, mais encore des lieux pour se mettre à
l'abri des innombrables ennemis qui les entourent, les
guettent et les menacent.

Les miasmes épidémiques, admettant, comme nous en
sommes convaincu (du moins pour les miasmes cholériques), qu'ils soient formés d'êtres animés, ne peuvent
point faire exception à la règle commune.

C'est à l'examen des lieux, des choses ou des individus qu'ils choisissent de préférence ou par force majeure pour vivre et être en sûreté, que nous avons
consacré ce travail.

Il est bien entendu que nous ne passerons en revue,
dans cette étude des corps pouvant servir de dépôt provisoire ou définitif aux miasmes cholériques, que les
grandes masses de l'ensemble, c'est-à-dire le sol, les
habitations, le mobilier, enfin les individus mis en
contact plus ou moins direct avec le miasme épidémique. Nous les examinerons aux points de vue géologi-
que, architectural, économique, constitutionnel; nous
en rapprocherons les propriétés spéciales des éléments
scientifiques qui précèdent; enfin, nous en tirerons des
conséquences pratiques pour donner quelques bons
conseils, qui, s'ils n'ont pas l'insigne faveur de capter
l'œil des dieux, trouveront peut-être, ici ou là, quelques partisans obscurs, mais instruits et intelligents.
Nous n'en demandons pas davantage.

Nous l'avons écrit au début de ce travail : tous les
corps organisés, morts ou vivants, et le plus grand nombre des corps inorganiques, jouissent de la propriété
plus ou moins étendue d'absorber ou d'exhaler de

l'humidité. C'est à cette faculté qu'on a donné le nom
d'hydroscopicité. Et c'est à elle aussi que nous allons de-
mander compte des quelques phénomènes, encore en-
veloppés d'obscurité, se rattachant à la marche, à la
gravité, enfin à la réapparition, à certaines époques,
des fléaux épidémiques.

Si tous les corps de la nature sont hygroscopiques,
ils le sont à des degrés divers.

Si le diamant, le granit, les métaux en général, et
surtout les alliages, le verre, le marbre poli le sont peu,
les chlorures d'oxydes, le charbon, le vieux bois, le
coton, la laine, l'épiderme et les muqueuses de l'homme
et des animaux le sont beaucoup.

S'il y a encore certains corps qui absorbent avec une
grande avidité les vapeurs humides et les rendent avec
la même facilité, il y en a d'autres qui, après avoir
absorbé, ne rendent rien ou presque rien.

Si, comme nous l'avons dit, les vapeurs humides
contenues dans l'atmosphère transportent avec elles les
miasmes épidémiques, l'examen du sol où peuvent se
déposer ces vapeurs doit donc avoir une certaine importance dans l'étude des maladies dites contagieuses,
non-seulement en raison de l'influence qu'il peut exercer sur les miasmes qui le touchent, mais aussi parce
qu'il doit toujours être compté au nombre des causes
prédisposantes, auxiliaires ou aggravantes des maladies.
Cet examen aura d'autant plus de valeur que la contrée
infectée le sera pour la première fois; qu'elle n'aura eu
depuis longtemps aucun contact ni rapport, direct ou
indirect, soit avec les hommes, soit avec les choses
d'autres lieux maltraités; enfin, qu'elle n'avait rien
avant l'arrivée du fléau, rien d'anormal dans son en-

semble ou ses détails, rien qui fût contraire aux règles les plus exigeantes de l'hygiène la plus immaculée.

Le sol sur lequel l'homme construit son habitation est presque toujours mal choisi au point de vue de la salubrité. L'homme construit sa maison le plus souvent, sinon toujours, dans des lieux où il croit trouver abondamment les choses nécessaires et à son alimentation et à son bien-être, c'est-à-dire le bord des rivières, le voisinage des bois, mais surtout sur une terre végétale assez épaisse et en qualité suffisante pour lui donner du blé, des légumes et du vin, de l'alcool ou du cidre, enfin des fourrages pour les bestiaux (1).

Cette terre, par sa nature primitive ou par les modifications que lui a fait subir son propriétaire, varie profondément, non-seulement dans les contrées éloignées les unes des autres, mais souvent à quelques mètres de distance.

Pour se convaincre de ce fait, on n'a qu'à parcourir quelques instants une tranchée de chemin de fer.

Ici on la trouve maigre, siliceuse, sèche, aride, réfractaire aux engrais, et par conséquent presque stérile; à côté vous la trouvez épaisse, noire, grasse et légère en même temps, et donnant presque sans humus des récoltes exceptionnelles.

En temps d'épidémie comme en temps de calme sanitaire, les premières ne reçoivent qu'à l'état provisoire

(1) Eau retenue par 100 parties de terre :

Terreau	190	Terre calcaire fine	85
Carbonate de magnésie	456	Sable siliceux	25
Terre de jardin	89	Sable calcaire	29

SCHUBLER.

les vapeurs atmosphériques que les nuits humides leur confient pendant un temps plus ou moins long. Elles ne profitent pas davantage des eaux qui les sillonnent et des matériaux qu'elles y déposent; elles prennent, mais elles rendent; elles sont perméables, si l'on veut, mais elles ne sont pas littéralement hygroscopiques.

Les secondes, au contraire, absorbent comme l'éponge tout ce que l'eau ou les vapeurs d'eau peuvent leur donner sous toutes les formes; elles prennent, mais elles gardent, le bon et le mauvais; elles les dissolvent, les transforment, les assimilent; elles s'unissent à eux pour ne faire qu'un même tout; elles ont la faculté hygrométrique poussée à l'ultième puissance, — elles sont malsaines par excellence en temps d'épidémie.

Cette double propriété d'absorber ou d'exhaler plus ou moins facilement l'eau ou les vapeurs d'eau varie selon l'épaisseur de la couche végétale, et surtout selon la nature du sous-sol;... elle est encore profondément modifiée par l'exposition et par l'inclinaison du terrain.

Dans quelques rares circonstances, et ce sont cependant les plus favorables (toujours au point de vue de l'infection épidémique), les habitations reposent directement soit sur le granit, soit sur un calcaire compact, soit sur des roches d'une grande dureté. D'autres fois on les trouve, malheureusement, posées sur d'immenses assises de sulfate de chaux, d'argile, de terreaux rapportés et de limons, toutes choses qui, nous le répétons, ont une influence considérable, non-seulement sur les matériaux dont elles se composent et qu'elles inondent l'hiver d'humidité (par la capillarité elle les désagrége, par imbibition elle les dissout), mais encore sur la santé de ceux qui les peuplent.

Les habitations où l'homme civilisé est condamné, par la nécessité du repos, à passer la moitié de sa vie, captivent l'attention et appellent la sollicitude éclairée de l'hygiéniste, non-seulement au point de vue des objets divers qui entrent dans leur construction, mais encore et surtout sur la manière dont sont distribués les appartements, les vestibules, les caves et autres lieux qui les composent.

Dans toute la partie septentrionale de l'Europe, la plupart des maisons sont construites en pierre, et en pierre molle, pour qu'elle puisse mieux se prêter à la taille. Chaque pierre est jointe à sa voisine par un mortier qui devrait être composé de sable et de chaux, mais qui le plus souvent, et par économie ou tromperie, n'est formé que de terre ordinaire ou de poussière de pierre, mélangée avec le moins de chaux possible.

Quelques contrées bâtissent en briques, d'autres en blocs de silex, le plus petit nombre en bois. Les mortiers et les ciments varient à l'infini, mais la chaux y joue constamment le principal rôle.

Les murs intérieurs, ceux qui doivent servir à supporter les gros bois de la charpenterie, sont généralement faits en moellons ou en briques très épaisses. La chaux, le plâtre et le sable leur servent encore ici de traits d'union.

Dans les grands établissements publics, comme les lycées, les hôpitaux, les séminaires, les gares, les tribunaux, les murs sont exclusivement blanchis au lait de chaux.

Tous les bois de la menuiserie des détails, et quelquefois les charpentes, sont pris dans les bois légers et poreux.

Les toitures en tuile et en ardoise dominent; le zinc et le bitume ne sont que de rares exceptions.

Les divisions secondaires de l'intérieur, auxquelles on donne le nom de briquetages, sont fabriquées avec des briques creuses ou pleines, unies et recouvertes de plâtre.

Le plâtre et la brique concourent également et presque exclusivement à la confection des foyers et des cheminées. Tous les plafonds, sauf dans les campagnes et quelques autres mais rares exceptions, sont encore en plâtre, ici poli et brillant, là brut et grisâtre.

Les ouvertures sont, en général, vastes et bien disposées ; il n'y a que dans les sous-sols et dans les grands centres de population où les précautions à ce sujet soient trop négligées : les autres garanties sanitaires sont satisfaisantes.

La nature du mobilier, qui varie à l'infini dans les classes riches, est presque uniforme chez l'ouvrier et dans la plupart des établissements de charité. On le trouve partout presque exclusivement fabriqué avec des bois de peu de valeur, le plus souvent mal entretenu, et surtout usé et détérioré.

Dans la majeure partie des ménages, comme dans les hôpitaux, les prisons, les lycées, les couvents, le linge de corps et des autres services est en coton ou en vieille toile. Les matelas et certaines couvertures sont en laine. Le coton domine dans les draps, les rideaux, le linge de table, les linges à pansements, enfin dans les vêtements ordinaires.

Dans les grands centres de population et dans les grands établissements, linges et vêtements sont soumis au blanchissage du chlore, parce que, dit-on, il blanchit mieux, plus vite et à meilleur marché qu'avec les anciens procédés.

Le chlore, ce gaz que les rayons lumineux décomposent; qui réduit à l'état de squelettes les ouvriers qui le fabriquent ou l'emploient; ce gaz qu'on ne peut sans danger employer qu'associé à une base, et surtout à la soude et à la chaux; le chlore pur, qui décompose avec la rapidité du feu toutes les matières organiques connues; qui, mitigé, guérit la rage et la gale; le chlore, que l'on considère comme le meilleur et le plus actif des désinfectants (après l'acide phénique); le chlore, avec toutes ses magnifiques vertus, est l'un des corps de la nature le plus avides d'humidité.

Remarquons encore, parce qu'il nous sera loisible d'en tirer une conclusion importante, c'est que, bien que le chlore agisse d'une manière si active dans les lieux où se dégagent en abondance des odeurs méphitiques, les fumigations de ce gaz ont été non-seulement inutiles et inefficaces dans le choléra, mais ont encore été funestes et pernicieuses. (*Ozanam.*)

Comme on le voit, dans les habitations humaines, celles où le luxe ne vernit pas les bois, ne cire pas les parquets, ne polit pas les plafonds, ne couvre pas les murs de papiers satinés, de cuirs repoussés, de glaces immenses, de peintures à l'huile, où les portes ne ferment pas juste, où les vestibules, les corridors, les salons, les chambres à coucher, et jusqu'aux caves, ne sont pas séchés par des calorifères et ventilés des bas-fonds aux sommets; comme on le voit, dis-je, les maisons du peuple sont et doivent être essentiellement avides et saturées d'humidité.

Pierre molle, bois légers, sels de chaux et de potasse sont répandus à profusion. La laine, le coton, le vieux

linge dominent partout. Joignez à cela l'exiguïté des lo-
gements, le chauffage par les poêles en fonte, le régime
alimentaire des habitants, les privations, les maladies,
les vices, etc., etc. : tel est à peu près, au complet, le
bilan sanitaire actuel de la majeure partie des habitations
de nos pays et des populations ouvrières de notre
époque.

Je passe encore, et avec intention, sur ce que l'on
nomme les maisons et les établissements insalubres,
c'est-à-dire les vieilles échoppes, où tout s'écrase et
s'effondre sous le salpêtre et la moisissure. Je n'ai
entendu parler que des constructions que l'on cite aujourd'hui pour modèles, et qui n'en sont pas moins
visitées chaque année, pour ne pas dire toute l'année,
par les fléaux épidémiques.

Est-il nécessaire pour terminer la série, déjà si
longue, des renseignements scientifiques que j'ai cru
devoir fournir à l'appui des déductions que je veux établir, que je démontre physiquement et physiologique-
ment que l'homme, dans certaines conditions, à certains moments, sous l'influence de causes variables,
est, lui aussi, hygroscopique à des degrés divers, mais
toujours d'une sensibilité et d'une variabilité extrêmes ?
Je ne le crois pas ; mes lecteurs et mes collègues sont à
cet égard, sinon mieux, du moins aussi bien renseignés
que moi.

J'arrive donc immédiatement aux déductions que je
veux tirer de ce qui précède, et aux rares conseils
qui en sont la conséquence forcée.

Ces déductions, d'une simplicité élémentaire et d'une
exactitude mathématique, prouveront, du moins je l'es-
père, ce que j'ai eu le courage d'avancer : c'est-à-dire

qu'en temps d'épidémies, et d'épidémie cholérique principalement, les précautions indiquées jusqu'à ce jour par les règles ordinaires de l'hygiène, loin de prémunir contre les fléaux pestilentiels, les attirent, les multiplient et les conservent.

Quant aux conseils que nous nous permettons de donner, ils n'ont d'autre prétention que celle d'attirer les regards et de se prêter aux réflexions des hommes spéciaux, trop flatté s'ils éveillent la sollicitude de ceux qui ont mission de protéger la santé publique, trop fortuné s'ils peuvent éclairer d'un jour nouveau l'un des points les plus obscurs de la pathologie moderne.

Les marais humides et soumis à l'action calorifiante des rayons solaires, les étangs et les deltas surtout, sont le plus souvent les foyers où s'engendrent et d'où partent les premiers germes des miasmes pestilentiels.

Comblez ou desséchez ces marais et ces étangs ; corrigez la disposition des deltas... Si un tel travail est au-dessus des forces humaines et de vos budgets, cherchez à en amoindrir les effets par telles mesures que vous jugerez convenables, mesures qui sont toujours exécutables, et que je n'ai pas mission de vous indiquer ici.

Les miasmes qui se dégagent de ces marais s'élèvent dans l'atmosphère au moyen de l'eau qui les contient en suspension, et que l'évaporation quotidienne et diurne ou la chaleur des rayons solaires réduit en vapeurs.

Ces vapeurs s'élèvent à des hauteurs plus ou moins grandes, hauteurs proportionnées à la température de l'air ambiant, mais toujours, le jour de préférence à la nuit, plutôt par un beau soleil et un ciel pur, que les jours à ciel couvert, à pluie ou à brouillards.

Arrivées à l'altitude qui leur est imposée, les vapeurs subissent l'influence des courants atmosphériques, et parcourent des distances encore proportionnées à la vitesse de ces courants.

Lorsque la nuit survient, ou qu'une cause quelconque de réfrigération agit sur ces vapeurs, elles se condensent, s'abaissent, reprennent leur forme première, c'est-à-dire l'état liquide, et se déposent sur le sol.

Si ces vapeurs délétères voyagent pendant le jour, au moyen des courants atmosphériques et à des hauteurs d'autant plus considérables que la température de l'air est plus élevée, vous pouvez en temps d'épidémie proche ou lointaine ouvrir sans craintes et sans dangers, au grand soleil, vos maisons et vos établissements publics... la mort passe au-dessus de vos têtes... Vous pouvez ventiler dans tous les sens et profiter de l'occasion pour sécher autant que possible vos murs, vos vestibules, vos immenses salles, vos caves, votre linge, vos vêtements, enfin vos malades. L'air pur circule à cette heure à la surface du sol, l'ennemi voyage dans les hautes régions.

Mais si le temps est brumeux, froid et humide, si le ciel est couvert, fermez partout, fermez hermétiquement, et surtout du côté d'où vient le vent; il faut à tout prix éviter autant que possible le contact médiat ou immédiat de tout ce qui peut venir du dehors. Il vaut mieux souffrir des inconvénients sans gravité d'une séquestration relativement absolue, que de donner en pareil temps accès aux courants d'air, aux hommes et jusqu'aux choses de l'extérieur.

Le salut est à ce prix.

Lisez et commentez les conseils et les renseignements

3.

fournis par la science vétérinaire, quand sévissent les grandes et meurtrières épizooties... à l'égard du typhus.

1° On sait que l'influence de l'air humide, surtout pendant les nuits, est certainement une cause prédisposante du typhus des bêtes à cornes.

2° Il paraît que les émanations contagieuses du typhus des bêtes à cornes se transmettent par l'intermédiaire de l'air, surtout lorsqu'il est agité par les vents. L'atmosphère transporte alors la contagion à une certaine distance. M. *de Berg*, de Bruxelles, a particulièrement constaté ce fait. Il observe (*Mém. de la Société roy. de médec.*, 1778) qu'une étable saine, bien isolée sous tous les rapports, mais placée sous le vent, sera nécessairement infectée si elle n'est qu'à cent ou deux cents pas d'une étable où règne la maladie.

3° Ce sont particulièrement les hommes qui, à l'aide de leurs vêtements, répandent le plus souvent la contagion... Ceux qui portent l'attention jusqu'à ne laisser pénétrer qui que ce soit dans leurs étables, à y renfermer leurs bestiaux, à ne point fréquenter eux-mêmes les marchés et à fuir avec soin, non-seulement le voisinage des bestiaux qui peuvent être infectés, mais même tous ceux qui s'en approchent, préservent constamment leurs troupeaux de la maladie, comme le prouvent un grand nombre de faits.

Si l'expérience a démontré l'excellence des moyens de séquestration pour préserver les animaux du typhus, pourquoi ne pas user des mêmes moyens pour les hommes en temps d'épidémie? L'analogie des individus ne se prête-t-elle pas à l'application du même moyen prophylactique?

Le Dr *Paulet* observe que de quatre-vingt-douze épidémies dont parle l'histoire, vingt et une ont été communes aux hommes et aux animaux ; et *Bruniva* remarque que sur vingt qui ont ravagé l'Italie et la Sicile, huit ont attaqué à la fois l'espèce humaine et les bestiaux. La plupart des maladies épidémiques et épizootiques dépendent, en effet, très souvent des mêmes causes, conservent quelquefois des caractères communs, et les méthodes de traitement, à certaines modifications près, sont ordinairement les mêmes. (*Guersent, Dict. des scienc. méd.*)

Cette année 1866, pendant que le choléra sévissait avec une rigueur extrême sur divers points de la France et de l'Europe, l'Angleterre voyait la majeure partie de ses magnifiques troupeaux décimée par une épizootie foudroyante.

Si en temps d'épidémie nous conseillons autant que possible la séquestration aux gens valides, à plus forte raison la recommandons-nous aux individus délicats, aux vieillards, aux enfants, aux infirmes, aux convalescents, et surtout à tous ceux qui, prédisposés à la nature même de la maladie, sont plus susceptibles qu'aucun de la contracter. Si nous jugeons la séquestration prudente par les jours brumeux et couverts, nous insistons sur sa nécessité le matin et le soir, enfin la nuit; la nuit claire ou obscure, qui toujours, avec son froid relatif, est la recéleuse et l'introductrice perfide, des fléaux pestilentiels (1).

---

(1) Le maître de poste dont parle *Ozanam* suivait ces préceptes sans s'en douter. Nous avons vu, dit-il, à Torre de tre Ponti, au milieu des marais Pontins, un maître de poste qui y jouissait d'une santé parfaite. Nous lui demandâmes comment il se

La circulation verticale de l'air, qui s'opère quelquefois jusqu'à des hauteurs considérables, et qui n'est que
le résultat des multiples obstacles qu'il rencontre dans
sa marche (montagnes, plaines, collines, arbres, maisons), amène l'air pur des hautes régions à la surface
de la terre, pour y entretenir la vie des êtres organisés.

Si pendant les beaux jours, à ciel clair et à brillant
soleil, il est indispensable de ventiler les habitations,
les meubles, les vêtements et les hommes; si vous
ventilez les caves et les étages inférieurs, si vous aérez
les lieux humides et privés de lumière, la nuit, au contraire, comme les jours brumeux et froids, fermez,
fermez partout, et si vous avez impérieusement besoin
d'une certaine quantité d'air pur, profitez des avantages
de la circulation verticale, en établissant au-dessus de
vos cheminées, où il devra toujours y avoir du feu, de
longs tubes en tôle ou en zinc, tubes qui rempliront
d'autant mieux l'indication qu'ils seront plus élevés.

Donc, en temps d'épidémie, séquestration les jours
de brouillards et de pluie, séquestration le matin et le
soir, séquestration pendant la nuit.

S'il fait beau temps, aération générale, exposition et
promenades au soleil.

Ventilation de bas en haut par le soleil; ventilation

---

maintenait ainsi dans un pays dont l'atmosphère est sans cesse
chargée de miasmes et d'insectes vraiment délétères. « Il y a
plus de quarante ans que je l'habite, répondit-il, et je n'ai jamais
eu la fièvre; la seule précaution que je prenne est de ne sortir de
chez moi que lorsque le soleil est déjà assez élevé sur l'horizon,
de rentrer à son coucher, et de faire alors allumer un peu de
feu. Je me nourris bien et je bois du vin... tel est mon secret! »

de haut en bas la nuit, le matin et le soir, enfin les
jours de brouillards et d'humidité.

Il vaut mieux fermer trop tôt que trop tard, c'est-à-
dire ne jamais attendre que le soleil ait disparu de
l'horizon ; il ne faut encore ouvrir un appartement
avant que le soleil ne l'ait éclairé pendant un certain
temps.

Si le sol sur lequel reposent vos maisons et vos établissements exerce une influence considérable et sur les
matériaux dont ils se composent, et sur les personnes
qui les habitent, choisissez toujours et de préférence,
si faire se peut, quand vous aurez occasion d'en créer
de nouveaux, un terrain sec et dur, élevé, bien exposé
aux rayons solaires et aux courants d'air ; fuyez le voisinage des marais, des étangs, des prairies, surtout
celles où le jonc et la tourbe dominent ; évitez un rap-
prochement trop direct avec les petites rivières et les
grands bois; éloignez les immondices ; désinfectez les
lieux d'aisances, ou enfouissez profondément leur con-
tenu. Toutes ces mesures sont de la sagesse, de la
prudence et de la prévoyance ; on évite souvent ainsi
d'immenses calamités.

Malgré toutes les précautions que nous venons d'indiquer, il n'est malheureusement pas toujours possible de
s'opposer complétement à l'introduction des vapeurs ex-
térieures dans les lieux habités, et surtout dans les vastes
salles des grands établissements hospitaliers.

Quelque perfectionnés que soient les moyens de chauffage et de ventilation, quels que soient les systèmes de
fermeture, par les temps de brouillards ou de pluie fine
et persistante, il en pénètre toujours et quand même
une énorme quantité. Les murs suintent; l'eau ruisselle

sur les peintures et le verre; l'humidité décolle les papiers de tentures; le marbre et les dalles des vestibules et des corridors sont inondés; le pain se ramollit; le sel fond ; on sent les vapeurs froides jusque dans son lit.

Parmi les corps les plus hygroscopiques, c'est-à-dire ceux qui jouissent de la plus haute faculté d'absorber et d'exhaler de l'humidité, nous citerons en première ligne : la chaux, les chlorures d'oxydes, le nitrate de potasse, et surtout l'acétate de potasse, le chlore, le sulfate de chaux, le calcaire coquillier, le charbon, les bois légers et vieux, le coton, la laine, le linge usé, la charpie, enfin l'épiderme et les muqueuses de l'homme, etc.

Parmi ceux qui le sont moins, et qui ne le deviennent que lentement et progressivement, nous indiquerons les corps durs, brillants et polis, comme le diamant, le verre, le marbre travaillé; puis le fer, le cuivre, l'or et l'argent, le granit, le silex, les bois durs, les vernis, les corps gras, enfin les hommes maigres et nerveux, etc.

Puisque, malgré les précautions prises, il est certain qu'une quantité considérable de vapeurs humides et contenues dans l'atmosphère pénètre, à un moment donné et dans certaines conditions climatériques, dans l'intérieur des habitations, veillez avec soin, non-seulement à tout ce qui pourrait y attirer ces vapeurs, mais encore se prêter à leur conservation, peut-être même à la multiplication des êtres qu'elles recèlent.

Ainsi, pour être conséquent avec ce qui précède, bâtissez en pierre dure ; faites vos mortiers avec de bon sable et de bonne chaux ; servez-vous de chêne au lieu de sapin; supprimez le blanchissage de vos murs avec le lait de chaux. S'il faut absolument user du plâtre et des briques, enveloppez l'ensemble sous une couche de vernis ou de peinture. En temps d'épidémie, faites usage de linge de toile et de linge bien desséché ; renouvelez-le souvent, tous les jours, si c'est possible ; ne vous servez que de matelas en crins ; cirez vos parquets et supprimez vos rideaux et vos tapis, luxe ridicule dans l'habitation des pauvres, et dangereux dans les lieux où plusieurs individus sont obligés d'habiter ensemble ; chauffez pendant le jour et pendant la nuit, non-seulement pour dessécher, mais pour établir un courant d'air avec vos tuyaux d'aspiration. Donnez du vin à ceux qui peuvent en boire, de la viande, du pain bien cuit... la Providence fera le reste.

Quand le lendemain, où par tout autre beau jour, le soleil viendra inonder vos maisons, vos meubles et vos malades de ses torrents de lumière, ouvrez à grands courants, et, comme nous nous plaisons à le redire, ouvrez partout, les vapeurs chargées de miasmes ou d'impuretés qui, sous forme de gouttelettes, ont glissé pendant la nuit sur vos murs polis, sur vos plafonds brillants, sur vos peintures à l'huile, sur vos bois vernis, etc., s'évaporeront rapidement avec ce qu'elles renferment, et, quittant les lieux où elles n'étaient qu'à l'état transitoire, retourneront à l'atmosphère, qui se chargera de les transporter ailleurs. Telle est du moins mon opinion, si ce n'est celle de tout le monde.

Ces conseils, peut-être singuliers, d'une hygiène méticuleuse, ne sont certainement pas les seuls qui puissent contribuer à annihiler complétement les fléaux épidémiques. Loin de nous une pareille prétention ; mais nous sommes convaincu qu'ils en amoindriront considérablement la gravité et la fréquence.

Le temps, l'expérience, la raison, les recherches ultérieures si elles sont persévérantes et sérieuses, feront le reste. Tels sont les vœux sincères que j'adresse à Dieu pour le bonheur de l'humanité.

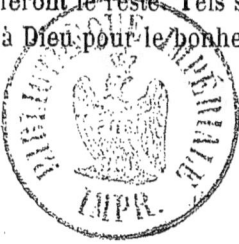

FIN.

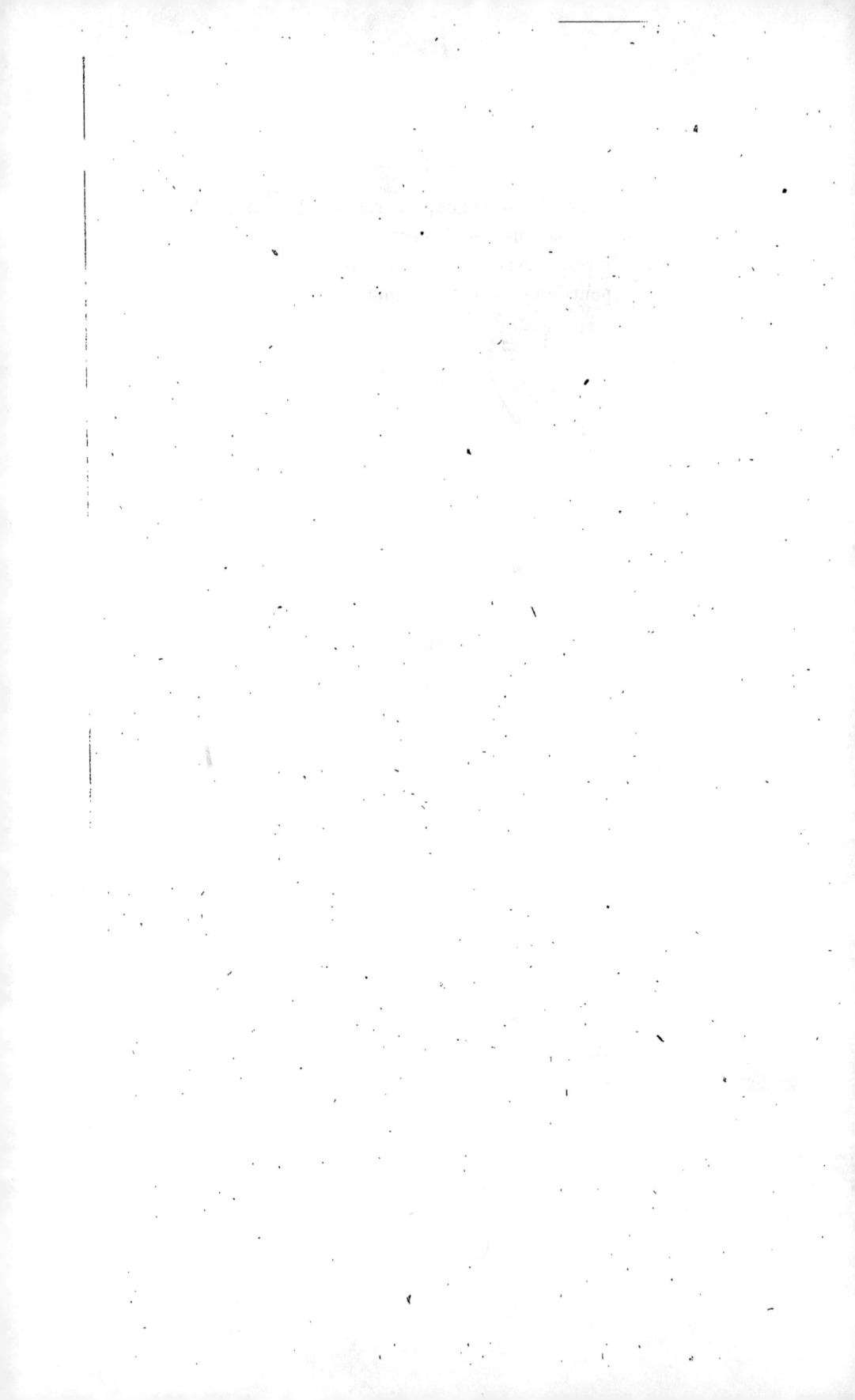

www.ingramcontent.com/pod-product-compliance
Lightning Source LLC
Chambersburg PA
CBHW071414200326
41520CB00014B/3437